Aida Magdalena Intriago Mero

Hidratación profunda de la piel en tercera dimensión

Aida Magdalena Intriago Mero

Hidratación profunda de la piel en tercera dimensión

Una técnica novedosa

Editorial Académica Española

Cover image: www.ingimage.com

Publisher:
Editorial Académica Española
is a trademark of
International Book Market Service Ltd., member of OmniScriptum Publishing Group
17 Meldrum Street, Beau Bassin 71504, Mauritius
Printed at: see last page
ISBN: 978-620-0-40386-5

Hidratación profunda de la piel en tercera dimensión

Aida Magdalena Intriago Mero

Título:
Hidratación profunda de la piel en tercera dimensión

Autora:
Aida Magdalena Intriago Mero
ORCID: 0000-0002-3480-9436

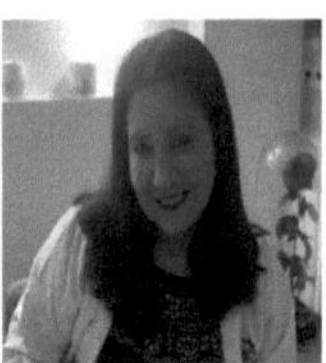
Dermocosmiatra
Especialista en Cosmiatría
Facilitadora Especializada en el área de Cosmiatría
Investigadora Científica Independiente

Editor:

Diagramación:

Portada:

Revisión Técnica y Metodológica:
MSc. Betty De La Hoz Suárez
ORCID: 0000-0002-5800-9775

ISBN

Primera Edición

Guayaquil – Ecuador

INDICE

PROLOGO

La piel es un órgano del cuerpo humano activo metabólicamente, que, para conservar la elasticidad e integridad de su función barrera, necesita como componente esencial el agua. Esta investigación presenta y analiza una técnica novedosa de hidratación de la piel, denominada Hidratación Profunda en Tercera Dimensión, la cual tiene como propósito hidratar la piel, mejorando su calidad, haciéndola resistente, flexible, luminosa, suave, lisa y de aspecto agradable.

Desde el punto de vista metodológico, la presente investigación es de tipo científica - explicativa, donde a partir de una variable de estudio se es capaz de desarrollar, enriquecer y crear nuevos conocimientos. Es un estudio experimental, puesto que utiliza la experimentación para someter a prueba sus hipótesis, donde el investigador organiza la observación de datos de manera tal que le permita también verificar o refutar su hipótesis.

La obra muestra los resultados de la técnica en una diversidad de afecciones cutáneas, resaltando el ingreso de los nutrientes a la piel por medio de la conductividad, así como también, cambios en las pieles de personas con rosácea, cuyo desbalance en su flora cutánea parasitaria la hacen más seca, comprobándose el mejoramiento de la flora cutánea y la hidratación para bajar la inflamación de la temperatura basal. Se demuestra, además, la efectividad de la técnica en los melasmas post traumáticos y el acné, afecciones muy comunes en la lista de enfermedades cutáneas.

Adicionalmente, se presentan ejemplos de mejoras en la estética de la piel, líneas de expresión, textura y turgencia, por el estímulo de las células de los fibroblastos. Concluyéndose que, con la técnica de Hidratación Profunda en Tercera Dimensión se logra una mejor calidad cutánea, ya que los principios activos actúan desde la altura, el ancho y la profundidad de la piel, es decir, bajo una perspectiva de tridimensionalidad.

El presente libro está dirigido a dermatólogos, cosmetólogos, cosmiatras, dermocosmiatras, estudiantes de áreas afines y a todas aquellas personas que, de alguna u otra forma muestran preocupación e interés en el tema de la hidratación cutánea. Dará a conocer las causas más resaltantes de deshidratación, así como los descubrimientos recientes y novedosos relacionados con la hidratación de la piel. Asimismo, se revisan bases conceptuales imprescindibles para entender el proceso, incluyendo principios activos nuevos y atractivos de eficacia y efectividad.

Aida Magdalena Intriago Mero

INTRODUCCIÓN

La piel es un órgano más grande del cuerpo que cubre toda la superficie corporal. Tiene tanto altura, como ancho y profundidad específica, que varía de acuerdo al peso corporal de cada persona. La piel es metabólicamente activa, y para mantener su plasticidad, blandura, flexibilidad y también poder conservar su barrera cutánea, necesita agua como componente principal. Es por esta razón, que la hidratación cutánea constituye uno de los parámetros más importantes en la salud de la piel.

En línea general, a partir de la edad de 25 años, la piel empieza a perder nutrientes, oligos elementos, colágeno, elastina y ácido hialurónico; sin embargo, muchas personas se ven imposibilitadas a recuperar a través de la piel está perdida de sustancias. Ejemplo de ello es la vitamina C, ya que el cuerpo humano no produce ninguna enzima capaz de metabolizarla (L-Gluconolactona.oxidasa); a diferencia de la vitamina A, que si produce una enzima llamada retinaldehído deshidrogenasa. Es importante recalcar esto ya que a través de los alimentos cuando una persona ingiere vitamina *C*, sus órganos la captan y a la piel llega una mínima dosis. Es por ello que la piel debe ser ayudada con técnicas de hidratación efectivas que permitan el ingreso de los nutrientes por medio de la conductividad.

El presente artículo analiza la tridimensionalidad de la piel, su hidratación y la importancia del cloruro de sodio en la salud cutánea. Se presenta una técnica nueva en la rama de la cosmiatría y cosmetología denominada técnica 3D, la cual es explicada, analizada, aplicada y discutida en la presente investigación.

Metodológicamente hablando, la presente investigación, es de tipo científica - explicativa, donde a partir de una variable de estudio se es capaz de desarrollar, enriquecer y crear nuevos conocimientos. Es un estudio experimental, puesto que utiliza la experimentación para someter a prueba sus hipótesis, donde el investigador organiza la observación de datos de manera tal que le permita también verificar o refutar su hipótesis.

La Tridimensionalidad de la Piel

Pescador (2012) define la piel como el órgano más grande del ser humano. Normalmente su superficie mide de 1,5 a 2 metros cuadrados, pero varía dependiendo del tamaño y el peso corporal. El peso medio de la piel y el tejido subcutáneo es de 3,5 kilogramos, es decir, alrededor del 16% del peso corporal total.

La piel no es solamente una capa que cubre el cuerpo, Hermosa (2011) explica que es un órgano imprescindible para la salud y la vida, es un tejido que interfiere entre el medio ambiente y el organismo humano. En el adulto, la superficie total es de aproximadamente unos 18.000 cm2, con un peso de unos 5 kg en el hombre. La piel está constituida por tres capas: hipodermis, dermis y epidermis.

La epidermis, es la capa que se encuentra en contacto directo con el exterior, y está formada por una capa basal de queratinocitos, los cuales, al dividirse, dan paso a las capas superiores; dichos queratinocitos van envejeciendo en la medida que ascienden, acumulan queratina y pierden agua, dando lugar a las capas espinosa y granular. Finalmente, pierden el núcleo y acogen una forma plana: los corneocitos del estrato córneo superficial, que en forma de escamas va desprendiéndose espontáneamente. (Hermosa, 2011)

La piel caracteriza el aspecto único de los seres humanos y entre sus principales funciones están: proteger el interior del cuerpo de las influencias externas; regular la temperatura del cuerpo; proteger al cuerpo de la pérdida excesiva de líquidos, y, al mismo tiempo permite la pérdida de líquidos específicos que deben drenar del cuerpo; percepción de calor o frío, controlar células del sistema inmunológico, como los mastocitos, las células de Langerhans y las células T; Intercambiar información mediante señales del cuerpo.

Asimismo, Reiriz (s/f), explica que la piel o membrana cutánea, forma parte del sistema tegumentario y es uno de los órganos más grandes del organismo en área de superficie y en peso. Es considerado un órgano porque está formada por diferentes tejidos, unidos para realizar actividades específicas. En los adultos, la piel cubre un área de unos 2 metros cuadrados, pesa de unos 4 a 5,5 kilogramos y su grosor varía de 0,5 a 4 milímetros, dependiendo de su localización.

Por otro lado, la Real Academia Española (2019), explica que algo tridimensional hace alusión a tres dimensiones. De manera específica, en geometría, física y análisis matemático, un objeto es tridimensional si tiene tres espacios o extensiones. Es decir, cada uno de sus puntos puede ser localizado especificando tres números dentro de un cierto rango, considerando su ancho, alto y profundidad. Por lo tanto, la tridimensionalidad de la piel, significa *altura, ancho y profundidad de la misma.*

Según lo explicado por los autores antes mencionados, la altura de la piel es su grosor, Reiriz (s/f) dice que la piel tiene una altura de unos 4,5 a 5 kilogramos. El ancho representa la superficie o dimensión de la piel, que según Pescador (2012) mide de 1,5 a 2 metros cuadrados. Por último, la profundidad hace alusión a cómo hacer llegar los principios activos a la piel según las áreas a tratar, por ejemplo, los párpados miden 0,5 milímetros y el talón mide 4 milímetros, por tan sólo citar dos casos.

Lípidos Cutáneos: Tipologías

Existen dos grupos de lípidos en la piel, (Fábregas y del Pozo, 2006) así lo clasifican:

- **De origen sebáceo**

Estos lípidos, tienen una estructura poco polar, compuesta por colesterol, ceras, ácidos grasos, entre otros, pero sí actúan en la estructura de la etapa oleosa de la capa hidrolipídica. En otras palabras, aunque por su baja polaridad no son capaces de conducir el agua, sí la retienen.

Los lípidos procedentes de la secreción sebácea, arrojan la siguiente clasificación:

- Piel hipolipídica: Secreción sebácea escasa.

- Piel normo lipídica: Secreción sebácea ajustada cualitativa y cuantitativamente a unos valores equilibrados, desde el punto de vista dermocosmético. Esto significa que la piel no presenta problemas estéticos ni dermatológicos derivados de la actividad de las glándulas sebáceas.
- Piel grasa o seborreica: Secreción sebácea alta o incluso excesiva, con la aparición de problemas estéticos como excesivo brillo, aparición de comedones, entre otras afecciones.

- **De origen epidérmico**

Son lípidos que sí influyen en la capa córnea de la epidermis de forma determinante en el estado de hidratación de la piel. Se trata específicamente de ceramidas. Tienen una elevada polaridad que permite la unión a moléculas de agua mediante lazos por puente de hidrógeno.

Hidratación de la piel

Según el Diccionario de la Real Academia Española (2019), el término "Hidratar" significa proporcionar a algo el grado de humedad normal o necesario. De manera que, la hidratación de la piel no es más que el grado de humedad normal que requiere dicho órgano.

La hidratación de la piel ayuda a mantener la elasticidad de la misma. Es importante saber que sobre la piel hay un conjunto de sustancias que ayudan a retener el agua, de modo que la aplicación de lípidos emolientes sobre la misma, puede ayudar a reducir la pérdida de agua transepidérmica y a mantener el nivel de hidratación cutánea. De modo que, cuando la piel está hidratada es resistente, flexible, luminosa, suave, lisa y de aspecto agradable.

Según Fábregas y del Pozo (2006), una condición de hidratación cutánea equilibrada, se obtiene primordialmente por difusión del agua desde los vasos dérmicos y no solamente por aporte externo. Cuando la epidermis reduce su capacidad para retener agua, empiezan a verse en la piel manifestaciones comunes de sequedad cutánea, como: pérdida de turgencia y de flexibilidad;

aspecto de marchitez, formación de arrugas, descamación excesiva, entre otras. De modo que, las variaciones cuantitativas en el contenido acuoso de la piel son las que determinan su estado de hidratación.

Tavera (2005) menciona que existen diferentes tipos de hidratación de la piel. En primer lugar, se encuentra la forma activa, que se logra con el uso de sustancias que conforman el FHN como amoniaco, ácido úrico, ácido carboxílico pirrolidónico, calcio, magnesio, urea, lactatos, citratos, fosfatos, entre otros. En segundo término, está la forma pasiva, la cual se obtiene a través de humectantes emolientes y oclusivo como la vaselina, la silicona, la glicerina, el aceite mineral, la lanolina, el sorbitol, el escualeno, entre otros. (Lynde, 2001). Como último tipo de hidratación, se puede mencionar la restauración de la barrera, ésta se obtiene con productos que contengan DMS (Derma Membrane Structure) los cuales evitan la pérdida de agua y restauran las estructuras lamelares alteradas.

Factores de la Hidratación de la piel

La hidratación de la piel depende de varios factores, a saber (Muñoz, 2008):

Barrera lipídica

Para que esta barrera cumpla con su función de la manera adecuada, debe ser completa, continua, selectiva en permeabilidad y tener una fase acuosa y una fase lipídica constituida por lípidos que han sido formados en los cuerpos lamelares. La barrera lipídica que se encuentra cercando los corneocitos, y está constituida por (Muñoz, 2008):

- Ceramidas (50%).
- Ácidos grasos libres (10-20%).
- Colesterol (15%).
- Ésteres de colesterol (10%).
- Escualeno (10%).
- Fosfolípidos (5%).

Factor natural de hidratación

Según Muñoz (2008), el factor natural de hidratación o Natural Moisturizing Factor (NMF) por sus siglas en inglés, está constituido por una mayor proporción de aminoácidos libres (40%), ácido úrico, amoníaco y otros ácidos orgánicos (17%), Na, K, Ca, Mg (12%), ácido pirrolín carboxílico (12%), urea (7%), citratos, lactatos, y fosfatos (2%). Muchos de estos componentes son utilizados para la elaboración de productos humectantes y emolientes con muy buenos resultados en el tratamiento de afecciones cutáneas.

De manera similar, Alcalde (2009) explica que el factor hidratante natural es el conjunto de sustancias hidrosolubles e higroscópicas intracelulares a las que se encuentra lijada el agua de la capa córnea. Estos factores naturales de hidratación se forman en el transcurso de la diferenciación epidérmica a partir de las células del cuerpo mucoso de Malpighi. Pueden representar hasta un 10% de la masa de los corneocitos y están constituidos principalmente por aminoácidos (40%), ácido pirrolidín carboxílico (12%), ácido láctico (12%), urea (8%), azúcares e iones. Todas estas sustancias y sus sales están presentes en el momento del paso de los queratinocitos a corneocitos.

El factor hidratante natural resulta de la transformación de la capa granulosa de la profilagrina en filagrina. El agua fijada a dicho factor representa la parte estática de la hidratación de la capa córnea. La parte dinámica está vinculada a la permeabilidad de la capa córnea y a su capacidad de difusión.

Considerando lo anterior, la hidratación está a nivel de la dermis; en la epidermis hay poca agua, sólo un 10%, en el estrato corneo donde se encuentra el factor natural de hidratación. La mayor cantidad está localizada en la dermis, precisamente porque en la matriz extracelular se ubica el hialuronato o ácido hialurónico y proteglicanos, cuya función es rellenar e hidratar espacios intercelulares y ser el medio por el que viajan una gran diversidad de células que se pueden encontrar en este tejido, además de los fibroblastos, (Llorenç Pons., s/f)

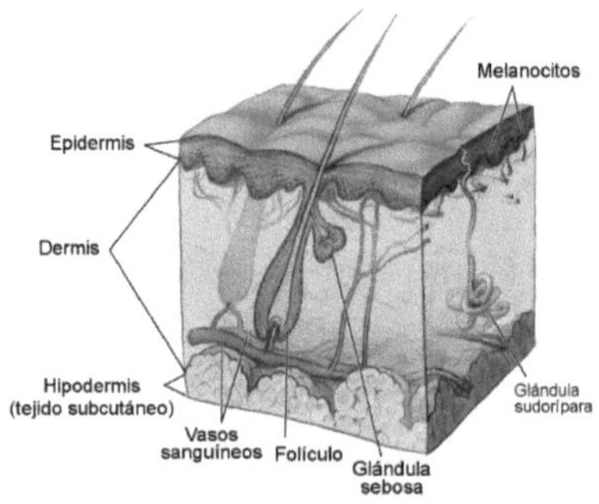

Figura 1. Anatomía de la piel
Fuente: De Don Bliss (artist) - WIKIMEDIA COMMONSFile: Anatomy The Skin - NCI Visuals Online.jpg

Por otro lado, las cadenas de GAG son altamente hidrofílicas, con referencia al ácido hialurónico forma una condensación gelificada de agua poseyendo una alta densidad de carga negativa, causando la captación de numerosos cationes como el Na+, (Sodio) que son osmóticamente activos. Estos cationes conducen a la acumulación de grandes volúmenes de agua que dan lugar a una presión de hinchamiento o turgencia.

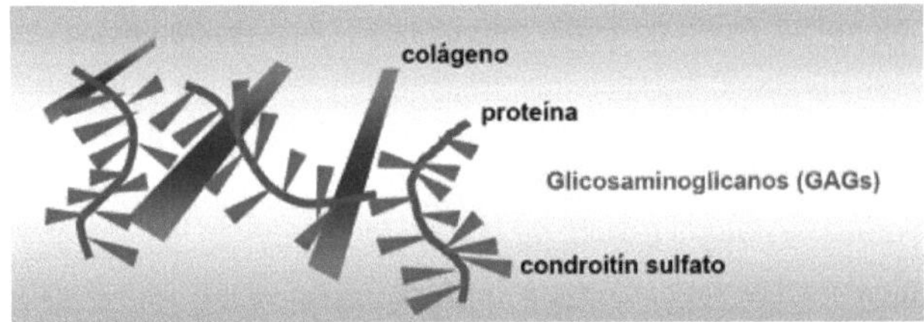

Figura 2. Cadenas GAG
Fuente: Guía Metabólica (2020).

Otros factores

Existen otros factores hidratantes que conservan la homeostasis del estrato córneo. Se han reconocido enzimas implicadas en el proceso de descamación por degradación de los corneocitos, como la Stratum Corneum Chrymotryptic Enzyme (SCCE), situada en la placa corneodesmosomal con una actividad óptima a pH 7-8; la catepsina E, ubicada entre los corneocitos y la catepsina D en el espacio intercelular. Adicionalmente, el pH es otro factor que se relaciona con el contenido en agua, las enzimas y la humedad, puesto que regula la cohesividad del estrato córneo y la permeabilidad e integridad de la barrera epidérmica. (Muñoz, 2008)

Deshidratación de la piel

El verbo deshidratar, según el Diccionario de la Real Academia Española (2019), es privar a un organismo del agua que contiene o perder parte del agua que entra en su composición. En el caso de la piel, existe una deshidratación cuando esta contiene un estrato córneo menor al 10% en peso de agua, haciendo que la piel se vuelva frágil, áspera, seca y menos brillante.

Muñoz (2008) explica que la piel conserva su humedad gracias al agua transepidérmica que procede de las capas más profundas de la piel y a la secreción normal del sudor que procede del cuerpo humano. Debido a muchos factores, como, por ejemplo, la falta de sustancias retenedoras de agua, la sequedad excesiva del aire o una función barrera deteriorada, puede verse aumentada la pérdida de agua hacia el exterior, produciendo deshidratación.

Cuando se habla de función barrera dañada, de acuerdo con Alcalde (2009), viene a la mente la expresión pérdida de agua transpidérmica, también conocida como Transepidermal Water Loss o por sus siglas en inglés TEWL. El sostén fundamental del proceso es la difusión del agua en el estrato córneo. La medida de la TEWL permite valorar la función barrera intrínseca del estrato córneo. Cuando existe un valor elevado de TEWL hay disfunción o deterioro de la función barrera, como ocurre en las pieles con psoriasis o tratadas con tensioactivos (Pons et al, 1995). La TEWL se establece a través de técnicas eléctricas y se pronuncia como la cantidad de agua evaporada por unidad de superficie en una hora (g/m2x h). Una piel en condiciones fisiológicas normales posee una TEWL de 5-20 g/m2x h.

En otro sentido, Fábregas y del Pozo (2006) explican que la piel deshidratada puede presentar las siguientes características:

• Déficit en el aporte de lípidos en superficie, es decir, ceramidas que vienen de las áreas intercorneocitarias, que a medida que prospera la descamación de la piel, tienen acceso a capas más superficiales, hasta alcanzar la capa hidrolipídica.

• Escasa producción de factor natural de hidratación (NMF), compuesto por agua, electrólitos y sustancias como la urea, que representan la fracción acuosa de la capa hidrolipídica. Lo que la compone define el pH cutáneo. Todo esto provoca una elevación de la pérdida de agua transepidérmica (TEWL).

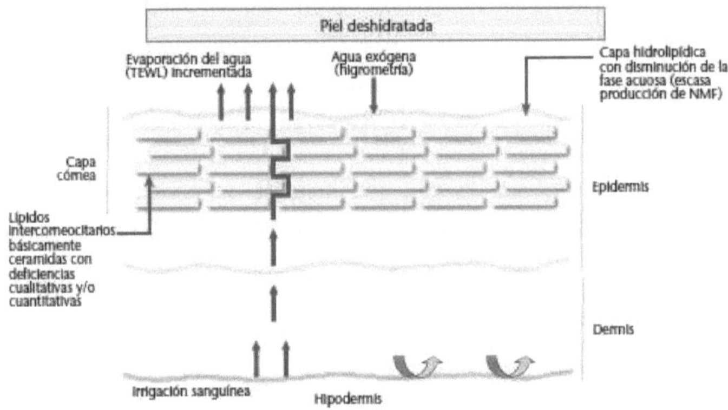

Figura 3. Características de una piel deshidratada
Fuente: Fábregas y del Pozo (2006)

Adicionalmente, la deshidratación de la piel también puede deberse a dos grandes grupos de factores: intrínsecos y extrínsecos, dentro de los cuales se encuentran (Fábregas y del Pozo, 2006):

Factores Intrínsecos

Fisiológicos:

• Edad

• Disfunciones fisiológicas de la queratización o en la secreción sebácea

De salud y Conductuales:

• Eliminación anormal de agua a través de vómitos y quemaduras

• Carencias vitamínicas, malabsorción de ácidos grasos

• Manifestaciones inflamatorias como eritema solar y dermatitis atópica

• Diabetes, Soriasis, ictiosis, entre otras.

• Abuso de tabaco y bebidas alcohólicas

Latrogénicos:

• Abuso de diuréticos y laxantes

• Medicamentos de aplicación tópica, como corticoides y antiacneicos

• Compuestos que aumentan la permeabilidad en tratamientos transdérmicos

Factores Extrínsecos

Agresiones climáticas y domésticas:

• Sol

• Calor

• Calefacción

• Ambiente seco

• Viento

• Aire acondicionado

• Frío

• Polución

Agresiones químicas:

• Disolventes

• Detergentes

• Productos alcalinos

• Cosméticos inadecuados

• Higiene excesiva

Por su parte, Muñoz (2008) también habla de factores que producen la deshidratación, clasificándolos de la siguiente manera:

Factores endógenos

Dentro de los que se encuentran:

- Herencia: dermatitis atópica, ictiosis, etc.
- Enfermedades: psoriasis, diabetes, insuficiencia renal, hipotiroidismo, etc.
- Eliminación anormal de agua: quemaduras, vómitos, etc.
- Medicamentos: diuréticos, isotretinoína, laxantes, corticoides, etc.
- Edad avanzada.

Factores exógenos

Dentro de los que se pueden destacar:

- Agresiones climáticas y domésticas: calor, sequedad, calefacción, viento, aire acondicionado, sol, contaminación.
- Agresiones químicas: detergentes, disolventes, productos alcalinos (jabones, depilatorios), cosméticos inadecuados, higiene excesiva, etc.

Como puede verse, tanto Fábregas y del Pozo (2006) como Muñoz (2008), presentan una serie de factores que pueden dar pie a un proceso de deshidratación de la piel; la diferencia radica en que el primero habla de factores intrínsecos clasificándolos en tres subgrupos: factores fisiológicos, de salud y conductuales, y Iatrogénicos; por el contrario, el segundo habla de factores endógenos clasificándolos en cuatro subfactores tales como la herencia, enfermedades, eliminación anormal de agua y medicamentos. Sin embargo, en cuanto al segundo grupo de factores, ambos autores coinciden en la clasificación, mencionando que existen factores extrínsecos o exógenos, como agresiones climáticas y domésticas, y agresiones químicas, que pueden producir deshidratación en la piel.

En síntesis, de acuerdo a Muñoz (2008), la piel deshidratada se presenta rugosa, apagada, tirante e inflexible. Puede, además, generar una sensación de tirantez, presentando incluso escamas dispersas por toda su superficie y finas arrugas denominadas estrías de deshidratación, apareciendo con mucha frecuencia picazón, escozor, irritación y molestias anormales. La manifestación de dicha deshidratación cutánea se denomina comúnmente como xerosis.

Detección y medición de la deshidratación cutánea

Tanto para fines dermocosméticos como dermatológicos, se hace necesario la valoración del grado de deshidratación presente en la piel. Para esto, según Fábregas y del Pozo (2006), se utilizan dos tipos de métodos: visuales e instrumentales.

El método visual consiste en realizar un pinzamiento o un ligero raspado mediante una espátula metálica, a fin de observar la reacción de la piel y sus resultados. Por otro lado, el método instrumental utiliza aparatos destinados a la evaluación de las propiedades biofísicas de la piel, que pueden correlacionarse con su estado de hidratación o con el nivel de deshidratación presente.

Aunque existe una diversidad de procedimientos utilizados para tal fin, uno de los más empleados, por su simplicidad y rapidez de ejecución, es el uso de la corneometría. Se basa en la medida de la conductividad de la superficie cutánea. Entre más presencia de agua exista y mejor sea el estado de hidratación superficial, dicha conductividad será más elevada, ya que el agua es un buen conductor.

El aparato utilizado es el corneómetro, el cual posee un display calibrado en unidades adimensionales, cuyo rango de escala es de 0-150, donde 0 es la lectura de la sonda eléctrica en vacío (aire), y 150 es la lectura de la sonda sumergida en una solución fisiológica al 0,9%, correspondiente a un estado hipotético de hiperhidrosis. Los valores intermedios corresponden a diferentes grados de hidratación, o a niveles de deshidratación cutánea.

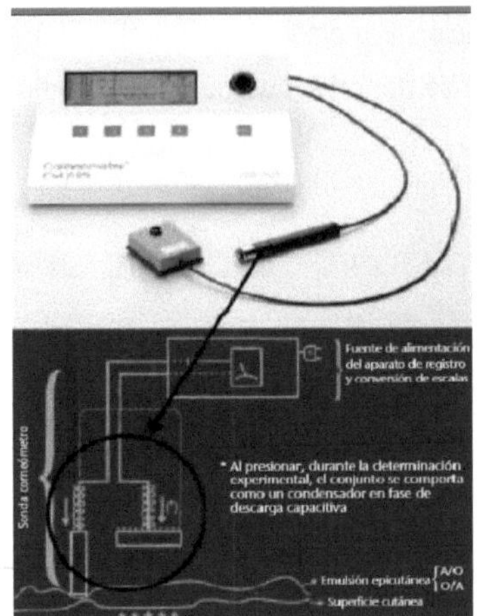

Figura 4. Corneómetro y estructura de la sonda de medida
Fuente: Fábregas y del Pozo (2006)

Las Acuaporinas en la hidratación de la piel

Alcalde (2009) explica que las acuaporinas son proteínas colocadas en forma de canales en las membranas celulares que, en respuesta a fuerzas osmóticas, controlan tanto la entrada como la salida de agua y de moléculas específicas. Las acuaporinas son altamente selectivas en función del tamaño y la carga de las moléculas, es decir, sólo admiten el paso de las moléculas de agua una por una y no permiten el paso de sustancias que contengan carga, aunque sean más pequeñas que la molécula de agua, para mantener el potencial electroquímico que poseen las membranas celulares.

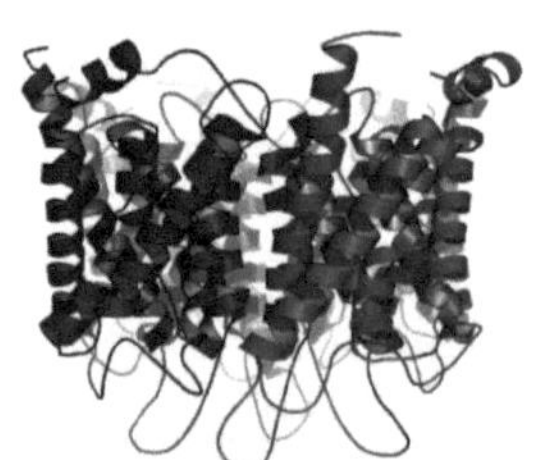

Figura 5. Acuaporinas
Fuente: Wikipedia Enciclopedia libre.

Al respecto, Sánchez (2003), agrega que las acuaporinas forman una familia de proteínas en las membranas celulares que se subdivide en dos grupos: las clásicas y las acuagliceroporinas. La diferencia de ellas radica en que las clásicas sólo son permeables al agua en forma selectiva y las acuagliceroporinas permiten además el paso de glicerol y otros solutos con peso molecular bajo. La denominación que se les da a las acuaporinas es AQP, seguida de un número correspondiente asignado a cada una.

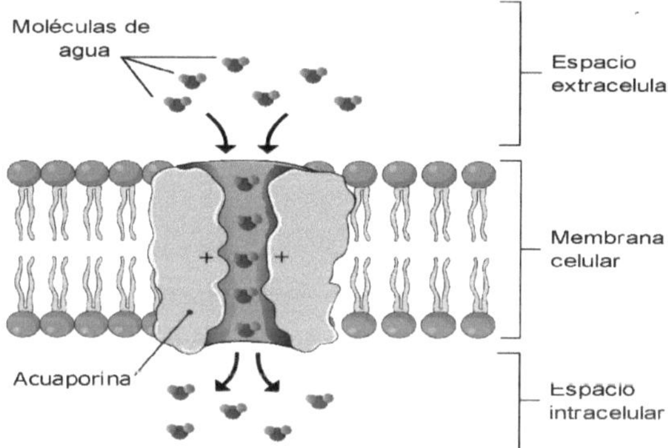

Figura 6. Acuaporinas en membrana celular
Fuente: Wikipedia Enciclopedia libre. upload.wikimedia.org

Los estudios de las acuaporinas señalan que existen muchas de ellas, y quizá quedan algunas que aún no se han descubierto. La primera acuaporina, denominada AQP1, fue descubierta en el año 1992 por Peter Agre. De las acuaporinas conocidas en la actualidad, seis de ellas (AQP1, 3, 5, 7, 9 y 10) se pueden pronunciar de forma selectiva en las células cutáneas del ser humano. Una de las acuaporinas pertenecientes a las células epidérmicas y que han sido más estudiadas es la AQP3, descubierta dos años después de la AQP1. La AQP3 es una acua-gliceroporina, puesto que es permeable al paso de agua y glicerol (Alcalde, 2009).

Leal et al (2013), explica que muchos miembros de la familia de las acuaporinas se han identificado en diversos tejidos del cuerpo, siendo la AQP3 de importancia particular por el papel que juega en el transporte y distribución del glicerol y el agua en la piel (Schrader et al, 2012). La AQP3 participa en la regulación de la diferenciación de los queratinocitos y en numerosos otros procesos.

Experimentos realizados con ratones para conocer el mecanismo por medio del cual la deficiencia de AQP3 reduce la hidratación del estrato córneo, demostraron que la exposición del cuerpo a un nivel alto de humedad aumenta la hidratación del estrato córneo, pero no ocurrió lo mismo en ratones con deficiencia de AQP3, apuntando a un defecto interior en la capacidad de mantenimiento del agua (Hara-Chikuma y Verkman, 2008).

Según Dumas (2007), la presencia de niveles de AQP3 en la piel humana disminuye con la edad y la exposición crónica al sol. Asimismo, un análisis de la epidermis y el estrato córneo en cuerpos con deficiencia de AQP3 revela un contenido pequeño de glicerol en comparación con cuerpos que tienen un contenido normal de glicerol. Se encontró además un transporte reducido de glicerol de la sangre a la epidermis y el estrato córneo a través de la capa basal de queratinocitos relativamente impermeable al glicerol. El glicerol del estrato córneo también proviene de glándulas sebáceas donde se expresa la AQP3.

Debido a la importancia que tienen las acuaporinas en el proceso de hidratación de la piel, Alcalde (2019) menciona que grandes compañías cosméticas realizan estudios con el propósito de encontrar sustancias activas que estimulen las proteínas acuaporinas, para luego ser patentadas y darles penetración en el mercado. Algunas vitaminas ya comprobadas que estimulan la actividad de las acuaporinas son el té verde, la cafeína, el aceite del árbol del té, el mentol, entre otras.

Sánchez (2003) agrega que todas las acuaporinas pueden ser regularizadas por diversos factores intracelulares, entre los cuales son esenciales el pH y la fosforilación, mediada mayormente por Proteín Quinasa A. Son proteínas integrales de membrana, con similitud estructural notable. Todas ellas contienen segmentos amino y carboxilo terminal intracelulares, conformadas, además, por dos mitades muy parecidas entre sí, unidas por el loop C; exhiben 6 segmentos transmembrana y los loop B y E son esenciales para la permeabilidad al agua del canal, es decir, valiosas en la formación del poro. (Jung et al, 1994; Vanos et al, 1994; De Groot et al, 2001). Todas son tetraméricas, pero algunas pueden formar oligómeros pequeños, como la AQP4. (Waltz et al, 1994).

La mayoría de las acuaporinas son inhibibles por compuestos mercuriales, pero no es una característica común a todas, porque algunas pueden incluso ser activadas por éstos; el sitio de inhibición por Hg2+ ha sido localizado en el loop C, Cys 189, el cual no está presente en todos los tipos. (Zhang et al, 1993). Su permeabilidad al agua es alta, aproximadamente de 3 x 109 moléculas de agua por segundo, para la AQP1, y cifras similares para el resto de las acuaporinas. Además, requieren una energía de activación bastante baja, en el orden de 5 kcal/mol o menores. (Zeidel et al, 1994).

Por otro lado, las acuaporinas son altamente selectivas al paso de agua, e impiden el paso de protones; la composición del poro acuoso no permite que el agua protonada (H3 O+) atraviese la barrera formada por el residuo Arg-195, el cual ocupa una posición preponderante en el poro de la piel. Además, existe otra barrera al paso de protones, compuesta por un dipolo fuerte en todo el centro del poro, formado por dos segmentos que contienen la secuencia NPA (asparagina-prolinaalanina), que reorienta a las moléculas de agua cuando se disponen a pasar, disrumpiendo las interacciones entre una molécula y la siguiente, esto elimina la posibilidad del transporte de protones de forma simultánea. (Kong et al, 2001; De Groot y Grubmuller, 2001; Murata et al, 2000; Tajkhorshid et al, 2002)

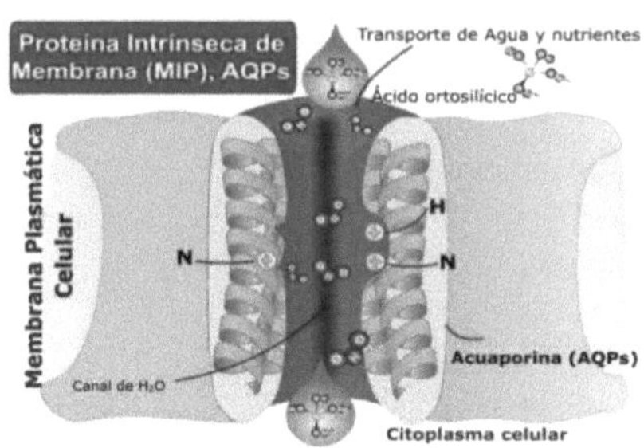

Figura 7. Estructura de las Acuaporinas
LinkedIn Corporation © 2020

En línea general, dichos canales de agua no permiten el paso de otros iones, debido a que el tamaño del poro es aproximadamente de 2.8 Å, el cual es menor a gran escala que el diámetro de cualquier otro ion que está hidratado. Además, la presencia de un residuo alternativo a His-180, como el Gly, está asociada con un diámetro del poro mayor, permitiendo el paso de glicerol y otros solutos, como sucede en las acuagliceroporinas. (Kozono et al, 2002; Fu et al, 2000)

Técnica Hidratación 3D: En qué consiste

La novedosa técnica Hidratación Profunda de la piel en tercera dimensión, consiste en el uso de la solución salina (NaCl-Cloruro de sodio) al 0,9% y de la aplicación de vitaminas, con ayuda de aparatología estética. El protocolo de hidratación profunda de la piel en tercera dimensión, tiene un tiempo de duración de aproximadamente una (1) hora, y debe realizarse en horas específicas del día.

El cloruro de sodio, es un mineral compuesto por sodio más cloro. Su estructura o formulación según Lewis para el cloruro de sodio es "Na + Cl", es decir, su fórmula química es NaCl, con un peso molecular de 58,4 g/mol. Su estado físico es de un sólido blanco cristalino en temperatura ambiente. Las características principales del cloruro de sodio son: su sabor es salado; se disuelve en el agua con facilidad, no tiene una forma definida y su apariencia es cristalina. Fácilmente puede ser encontrado en el agua de mar, evaporando el agua y dejando solo la sal. En situaciones comunes, la solución salina, o también llamado suero fisiológico, es una solución utilizada en la medicina para elevar los electrolitos en diferentes pacientes.

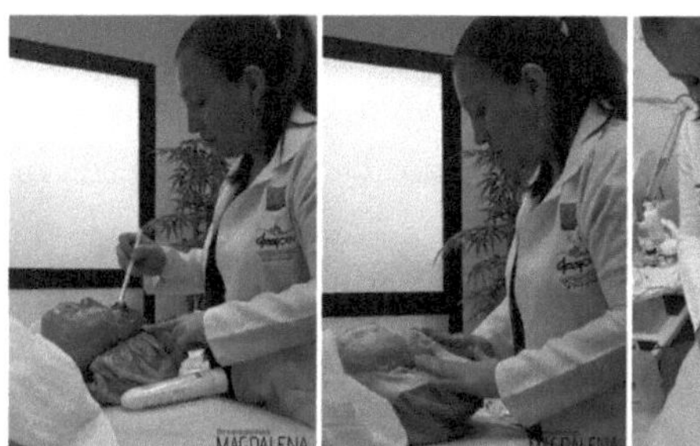
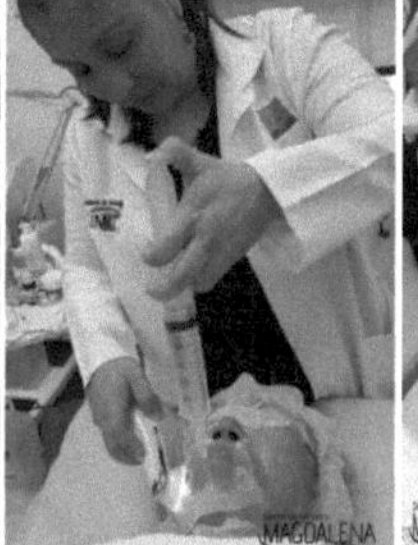
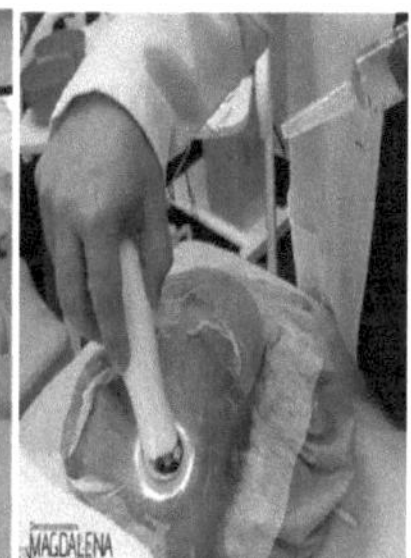

Figura 8. Aplicación de técnica Hidratación 3D
Fuente: Intriago (2019)

Para la comprensión de los resultados de la técnica, es importante saber que la sal es iónica, es decir, contiene partículas positivas de sodio y partículas negativas de cloruro, que no están unidas entre sí. Se unen a través de fuerzas electrostáticas, atrayéndose entre sí para su unión; lo que contribuye al funcionamiento adecuado del cuerpo humano. Científicamente se ha comprobado que la sal se encarga de mantener el equilibrio de los líquidos del cuerpo, y tanto el cloruro como el sodio, evitan la pérdida inmoderada de líquidos y sales. De modo que el sodio, dentro de sus propiedades primordiales, permite mantener los diferenciales de las cargas por medio de cada membrana celular.

En otro orden de ideas, el cloruro de sodio solo puede llegar a ser tóxico si se consume o usa en grados excesivos. Por lo tanto, en ciertos casos debe evitarse, y para su aplicación en la piel tiene que verificarse concretamente su toxicidad, conociendo la cantidad adecuada de aplicación, a fin de evitar efectos colaterales no deseados.

Tomando en cuenta lo ya expuesto, el propósito de la técnica Hidratación 3D, es recuperar los electrolitos, que a diario pierde el cuerpo humano a través de básicamente dos factores; el primero es el sudor, producido por excreciones líquidas de la piel; el segundo factor es la vejez, que impide la obtención del equilibrio hidroeléctrico ya que el metabolismo se hace más lento. Es importante acotar que los electrolitos son químicos que regulan funciones importantes del cuerpo, y son indispensables para la piel porque equilibran la cantidad de agua de la misma.

Los electrolitos cumplen funciones tales como: equilibrar el nivel de ácido/base, transportar nutrientes a sus células, y eliminar desechos por medio de la linfa; en otras palabras, ayudan a desintoxicar la piel. La razón de que esto suceda es que los electrolitos tienen minerales que ejercen cargas eléctricas, ósea los iones se mueven de un lugar a otro, de tal manera que al momento de aplicar la técnica se abren tipos de proteínas canales de la membrana donde los cationes entran a las células. Al haber estímulos eléctricos se ayuda también a las células de los fibroblastos, por lo tanto, de manera natural se producirá colágeno, elastina y ácido hialurónico.

Este procedimiento, con ayuda de las sustancias y vitaminas, sirve para hacer tratamientos bioestimulantes, reafirmantes, y de levantamiento de las defensas de la piel, todo dependerá del tratamiento a realizar. Es una técnica no invasiva que se trabaja de acuerdo con la fisiología celular. La técnica Hidratación 3D, tiene como propósito mejorar la calidad de piel, haciéndola resistente, flexible, luminosa, suave, lisa y de aspecto agradable, así como también, ayudar a pieles que tengan un post trauma por agresiones o que hayan sufrido quemaduras por ácidos y aparatología; y, como consecuencia, tengan un tipo de melasma, con células muy deshidratadas.

Por otra parte, los materiales utilizados durante el protocolo para poner en práctica la técnica son los siguientes:

1. Jeringuilla de Gullón de 50 ml.
2. Cloruro de sodio al 0,9% de 100cc
3. Activos hidratantes como urea
4. Ácido hialurónico
5. Retenedores de agua como Qenzima10,
6. Vitaminas con acción hidratantes
7. Gasa quirúrgica.

Métodos de Hidratación tradicionales versus Hidratación 3D

Los métodos tradicionales se basan en el uso de ácidos y aparatología para poder penetrar principios activos; por el contrario, la técnica Hidratación 3D, se basa en el movimiento de iones por medio de sustancias electrolíticas, usando aparatología con tipos de ondas ultrasónicas, así como, corrientes galvánicas. Esta técnica novedosa se sustenta en dos enfoques: el enfoque médico y el enfoque científico.

Con respecto al enfoque médico, la piel presenta de manera constante, cierta evaporación de agua, como parte del metabolismo normal de la misma. Cuando se ve afectada la función barrera que esta posee, la evaporación se verá aumentada. Valderrama (2016), menciona que a través de la piel se pierden aproximadamente 350ml., lo que conlleva a la eliminación de sustancias como el cloruro, sodio, potasio; y de minerales tales como hierro y calcio.

Adicionalmente, según Sánchez (2019), el profesor Wilmer Soler Terranova, titular de Bioquímica en la facultad de Medicina de la universidad de Antioquia Medellín, Colombia, indica que el agua de mar fortalece el sistema inmunológico, es decir, la solución salina al igual que el cloruro de sodio. Por otra parte, Medline Plus (2019) indica que la falta de turgencia de la piel ocurre con deshidratación moderada o grave, lo que disminuye la elasticidad de la piel, como aumento de la descamación, perdida de brillo, disminución de la turgencia y acelera el envejecimiento de la piel.

En otro orden de ideas, el enfoque científico de la técnica, se basa en que la solución salina es un compuesto químico, el cual se constituye por un ion negativo de cloro y un ion positivo de sodio que al juntarse con el agua dichos iones se dispersan y atraen la energía eléctrica. Carbatecnia (2019), explica que la sal de mesa común ($NaCl$) es un electrólito, y cuando este se disuelve en agua para formar agua salada, se convierte en iones de sodio (Na^+) y iones de cloruro (Cl^-), cada uno de los cuales es un cuerpo que conduce a la electricidad.

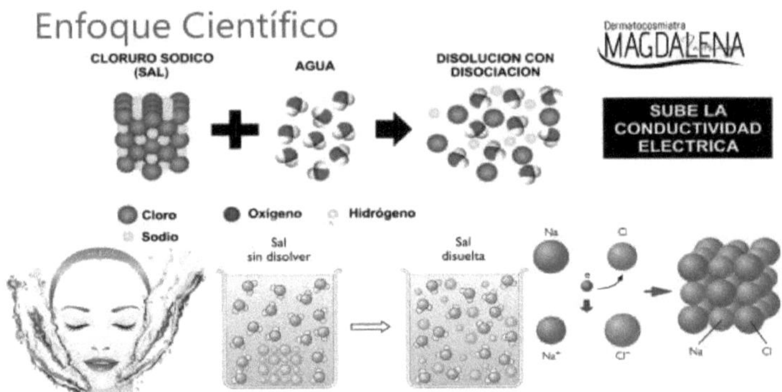

Figura 9. Enfoque Científico Técnica Hidratación 3D
Fuente: Elaboración propia basada en la teoría de Svante August Arrhenius

Por otra parte, cabe recalcar que la técnica de Hidratación en tercera dimensión se basa en la estructuración de la membrana celular, que es semipermeable o selectiva y está conformada por dos capas fosfolipídicas, las cuales presentan un extremo hidrofílico y otro hidrofóbico enfrentadas tanto en el medio extracelular, intercelular, así como, de proteínas.

Es importante mencionar que en el tejido ectodérmico se obstaculizará la entrada de agua a las células a menos que sea por cargas de ondas o voltaje; esto indica su principal rango de permeabilidad en un medio liposoluble para dar paso a moléculas que deben entrar y salir de las células para mantener su estabilidad celular, es decir, regulando la entrada de agua e iones para mantener el potencial electroquímico, manteniendo de esta manera la carga negativa. Así, la membrana celular recibe señales por medio de ondas que golpean a las células para que las proteínas canales se puedan abrir y dar paso a los cationes, permitiendo el paso del agua.

Según Rodríguez (s/f), el sodio es el catión más importante del líquido extracelular, donde se complementa con el anión cloro. Conserva la presión osmótica y la concentración del líquido extracelular, ayudan a almacenar la energía, el equilibrio acidobásico y el balance hídrico, contribuye a la dirección nerviosa y a la función neuromuscular; también juega un papel clave en la secreción glandular. Además, tiene como objetivo transportar y absorber nutrientes, trasmitir señales nerviosas y relajar el musculo a fin de dar estabilidad a las células.

Para el empleo de esta técnica son de importancia vital los estímulos eléctricos, debido a que estos provocan la apertura de canales que pueden depender de la unión de moléculas de señalización, tales como neurotransmisores (canales iónicos activados por ligando), o del voltaje a través de la membrana (canales iónicos dependientes de voltaje). Esto puede darse mediante la energía eléctrica, puesto que le proporciona voltaje o las ondas, indispensables para el estímulo de las células.

Como ya se ha venido mencionando, la hidratación siempre se da desde la dermis, ya que es ahí donde se encuentra la mayor cantidad de agua que da la turgencia; y precisamente con la técnica de hidratación 3D se llega a la profundidad de la dermis. Para la aplicación de la técnica es necesario saber que cada célula marca un ritmo circadiano, de modo que estas se hidrataran desde las 8 am hasta las 10am, por lo tanto, hay que tomar en cuenta la hora en que se va a realizar un proceso de hidratación de la piel (Miquel, 2020). Respetar el horario permite que las células puedan captar la mayor cantidad de agua, y el tratamiento en 3D va a arrojar mejores resultados.

Aparatología estética utilizada en el procedimiento

Para lograr la efectividad de las técnicas de hidratación cutánea, se debe utilizar aparatología adecuada, con ayuda de sustancias electrolíticas que permitan generar un tipo de voltaje celular; tal es el caso de las corrientes galvánicas que son corrientes de flujo constante, sin cambios de polaridad y superior a las fuerzas iónicas y moleculares, que producen cambios químicos a nivel orgánico. En este caso particular, el estímulo eléctrico provoca la apertura de canales de sodio entrando en forma masiva a las células causando una despolarización ya que en el interior de la célula se hace positivo, provocando una rehidratación celular.

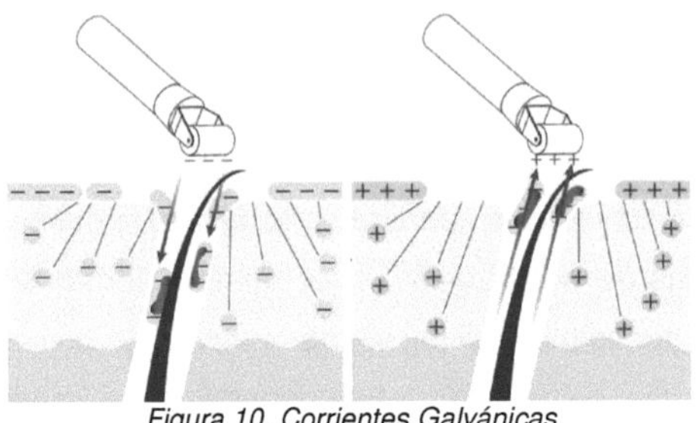

Figura 10. Corrientes Galvánicas
Fuente: Materialestética.com

También se usa la electroporación, que consiste en la emisión de una corriente de baja intensidad que aumenta la permeabilidad de la piel, abriendo su poro y permitiendo que el principio activo aplicado en superficie penetre hasta la dermis media. La alta frecuencia y el ultrasonido por el estímulo eléctrico con la solución electrolítica (cloruro de sodio al 0,99%), causara encima de la piel una electrolisis. Al respecto, Méndez (2010), explica que la electrolisis se puede dar de dos formas: una por flujo de electrones por medio de los metales, a esto se conoce como conductores de primera especie; y la otra a través de un electrolito, esta se da por el movimiento de los iones positivos y negativos, mediante una disolución conociéndose a esta forma como conductividad iónica, por tratarse de la conductividad propia de los electrolitos, siendo conductores de segunda especie.

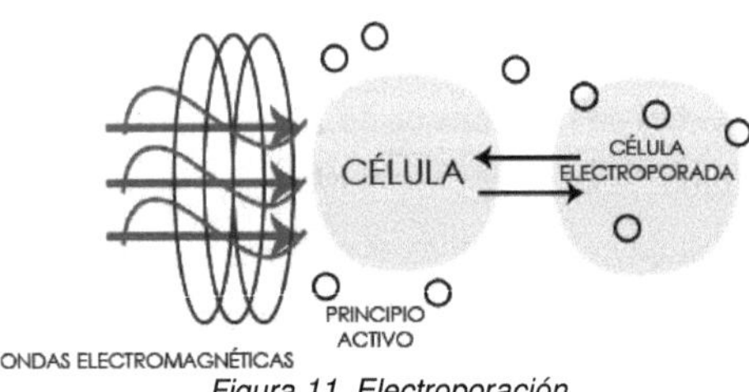

Figura 11. Electroporación
Fuente: Docplayer

También se utiliza el ultrasonido o peeling ultrasónico, el cual trabaja con ondas vibratorias que ayudan a estimular las células. Se puede tomar como ejemplo la membrana basilar del oído interno, que tiene algunas células que vienen desde abajo, las cuales forman nervios auditivos a las neuronas, estas cuando se mueven, gracias a las ondas que llegan, producen impulsos eléctricos que activan las proteínas canales permitiendo el paso de algunos cationes, así lo menciona el Dr. Fernando Mönckeberg.

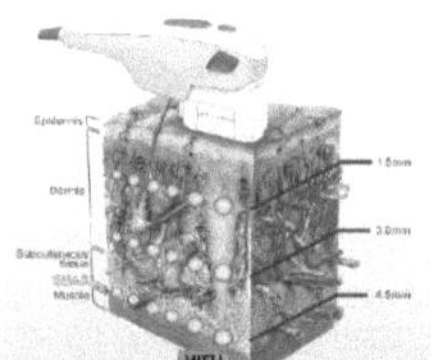

Figura 12. Ultrasonido
Fuente: Mujeres divinas web

Se puede decir entonces, que el peeling ultrasónico trabaja de forma mecánica por sus ondas vibratorias estimulando a la membrana ya que se usa como conductividad del cloruro de sodio, que es un estimulante de voltaje para las células, y con corrientes galvánicas que trabajan con las polaridades tanto negativas como positivas.

Al respecto, la Encyclopedia Health (2019), menciona que la temperatura corporal es de 98.6°F (37°C), y la cutánea es de 33,5 ºC., entonces el ultrasonido debe usarse de forma continuada; este efecto de diatermia capacitiva, más las ondas que provoca el ultrasonido haciendo una despolimerización de membrana, obliga a las células a implosionar para abrir sus proteínas canales y así obligarlas a expulsar su contenido; más los iones del cloruro de sodio permite que haya una perfecta conductividad eléctrica a las células sabiendo que las células trabajan a 90 mini volteos. Dicho efecto diatérmico capacitivo se utiliza para calentar los tejidos más superficiales (Moreno:2017).

Es importante saber entonces, que existe mucha aparatología estética a base de electricidad para tratar los problemas de deshidratación, pero específicamente las que se utilizan para aplicar la técnica de Hidratación Profunda 3D, son el ultrasonido o peeling ultrasónico y las corrientes galvánicas. La razón de ello es que, si la temperatura basal aumenta, la conductividad es mayor. (Collazos et al, 2015).

Hidratación 3D: Vitaminas y Nutrientes

Como ya se ha comentado, las acuaporinas de las membranas celulares se estimulan con la aplicación de varias sustancias, entre las que iguran los esteroides, los polioles y las vitaminas (Brewster, 2008). El ácido all-trans-retinoico provoca una rápida acumulación de transcriptores AQP3 en los cultivos de queratinocitos epidérmicos humanos y una inmunorreactividad fuerte de las capas basales epidérmicas en explantes de piel (Bellemère, 2008) De modo general, la vitamina B3 o niacina, en forma de niacinamida, se ha estudiado ampliamente por la compañía Procter & Gamble; y al parecer la niacinamida atenúa los efectos del ácido all-trans-retinoico de forma dosis-dependiente (Song, 2008). Dicho estudio suministra información acerca del mecanismo molecular por el que niacinamida revierte el efecto adverso de sequedad cutánea provocado por el ácido all-trans-retinoico

O
OH
N

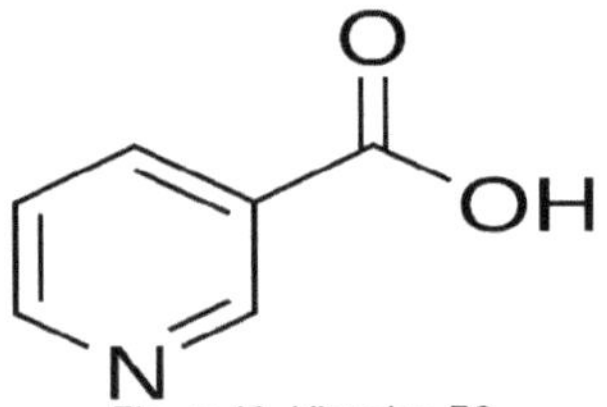

Figura 13. Vitamina B3
Fuente: User:Mysid - Self-made in bkchem en wikimedia.org

Ahora bien, de modo específico, en la aplicación de la técnica Hidratación 3D, se puede dar uso a muchas vitaminas que permitan subir el sistema inmunológico de la piel, causando efectos de hidratación, reestructuración, reparación y reafirmación. Por ejemplo, se hará mención de la vitamina E liposomada en una solución salina de 100 cc, la cual está compuesta de tocoferoles y tocotrienoles y actúa como antioxidante liposoluble y protector de las membranas lipídicas celulares. Actualmente se conocen ocho tocoferoles con actividad de vitamina E, que ocurren de forma natural. El isómero más importante en humanos es el alfa (α) tocoferol (5, 7,8- trimetil tocol), ya que constituye aproximadamente el 90% de los tocoferoles en tejidos, y muestra la mayor actividad biológica en casi todos los sistemas orgánicos. (Cuevas y Lozano, 2017).

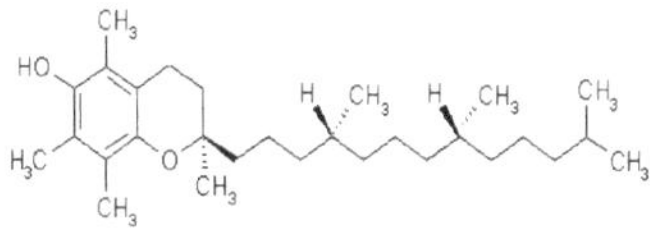

Figura 14. Vitamina E
Fuente:TimVickers en wikimedia.org

La acción antioxidante del α tocoferol es por su capacidad de neutralizar una gran cantidad de radicales libres de especie de oxigeno (ROS), el O-, 1O2, OH, y los hidroperóxidos. El α tocoferol es un inhibidor potente de la peroxidación de los lípidos insaturados, lo que permite proteger activamente las membranas lipídicas celulares, manteniendo su estructura y funcionalidad.

La vitamina E mantiene la actividad antioxidante debido a su regeneración, a través de sustancias biológicas con actividad "redox", como la vitamina C y el glutatión. Además, la vitamina E protege la piel de las radiaciones UV puesto que reduce el número de sunburn cell, la lipoperoxidación y la superóxido dismutasa (S.O.D), captando aniones superóxidos. Protege también el tejido conectivo y sus propiedades biomecánicas, puesto que evita la peroxidación del colágeno. (Galina, 2020).

Estudios han demostrado que el α tocoferol induce a una reducción de la lipoperoxidación en queratinocitos y demás células del estrato epidérmico y dérmico, una vez que se administra en forma tópica, así mismo, reduce la inmunosupresión al actuar sobre las células de Langerhans, disminuye también la fotocarcinogénesis al inhibir la formación de dímeros de timina y ciclopirimidina inducidos por las radiaciones UV. (Magliano, 2014).

Asimismo, se ha comprobado que el α tocoferol inhibe la melanogénesis por acción contra la tirosinasa y tirosina, además se ha descrito una ligera absorción de radiaciones ultravioletas cerca de los 290 nm, que, junto con su acción antioxidante se podría explicar su acción fotoprotectora. (Aguilera, Sánchez, y Herrera, 2012).

Con la técnica también se utiliza la Qenzima Q10, una molécula denominada también Ubiquinona, ya que es producida por casi todos los organismos con metabolismo respiratorio. Es una benzoquinona liposoluble. La Q se refiere al grupo químico quinona, y el 10 al número de subunidades isoprenoides que tiene. La porción benzoquinona de CoQ10 se sintetiza a partir de la tirosina, mientras que la cadena isoprenoide se sintetiza a partir de acetil-CoA a través de la ruta del mevalonato, así lo expresan Escames, Acuña, y López (2013).

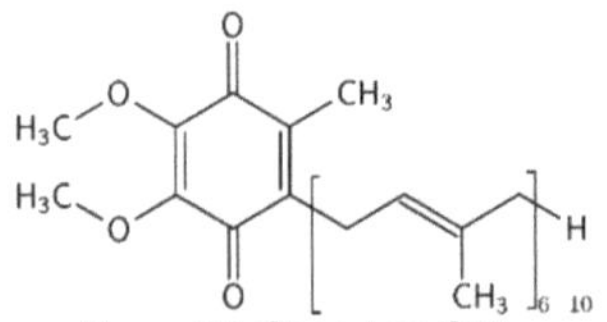

Figura 15. Coenzima Q10
Fuente: Krishnavedala en wikimedia.org

Por su parte, la coenzima Q10 es una molécula elemental para la función mitocondrial. Es un transportador de electrones en la cadena de transporte electrónico. La forma reducida de la CoQ10 o ubiquinol, es uno de los más potentes antioxidantes lipofílicos de las membranas celulares (Bentinger, 2007). Además, la CoQ10 es necesaria para la síntesis de la pirimidina y puede modular la apopotosis y las proteínas desacoplantes mitocondriales.

Según el Diccionario de Cáncer, CoQ10 es un nutriente que el cuerpo necesita en pequeñas cantidades para funcionar y mantenerse sano. CoQ10 ayuda a las mitocondrias a producir energía. Es un antioxidante que ayuda a prevenir el daño que las sustancias químicas altamente reactivas o radicales libres causan a las células. CoQ10 es soluble en grasas y se encuentra en los peces grasos, la carne vacuna, la soya, los maníes y la espinaca. Está en estudio para la prevención y el tratamiento de algunos tipos de cáncer y enfermedades del corazón, y para aliviar los efectos secundarios que causan algunos tratamientos de cáncer. También se llama coenzima Q10, Q10, ubiquinona y vitamina Q10.

Dentro del mismo contexto, es importante aclarar que las células de la piel dependen de la actividad mitocondrial para producir suficiente energía y exista una proliferación celular, replicación del ADN mitocondrial, síntesis de proteínas y otras actividades celulares, que permiten reparar los daños producidos por el medio ambiente. La función mitocondrial y la producción de ATP en los fibroblastos se reducen cuando se exponen a radiaciones UV. (Berneburg, 2005). Estudios han demostrado que los niveles de CoQ10 disminuyen en la piel con la edad, por lo tanto, la administración de CoQ10 podría tener efectos muy beneficiosos para la piel.

En este sentido, según López (2012), se ha estudiado en muchas investigaciones la eficacia de la administración de CoQ10 para normalizar la función mitocondrial, sin embargo, la CoQ10 es una molécula muy lipofílica que se acumula en la membrana y entra a la mitocondria en cantidades pequeñas. Por tanto, la CoQ10 exógena se distribuye en los lisosomas, retículo endoplásmico y membrana plasmática y, solo una cantidad pequeña entra en la mitocondria. Al mismo tiempo, la mayor parte de CoQ10 que entra en la mitocondria es atrapada por la membrana externa mitocondrial, no estando disponible para la cadena respiratoria que está localizada en la membrana interna mitocondrial.

Es importante hacer mención de un aspecto básico del uso estético de CoQ10. Cuando se administra de forma tópica no aumenta los niveles de ATP, y fundamentalmente necesita de un compuesto agregado para que pueda penetrar los estratos de la piel en su totalidad, en combinación con otras sustancias activas.

Para entender mejor el uso y efecto del CoQ10, se hablará de Escames, Acuña, y López (2013), quienes crearon y patentaron una crema para el envejecimiento de la piel, indicada para pieles atonas y cetrinas (desvitalizadas). La composición de la crema abarca una mezcla de Melatonina, metabolito o derivado de la misma y CoQ10, esta constitución potencia la entrada de ambas moléculas en la mitocondria y facilita la absorción transdérmica, pudiendo alcanzar completamente los estratos de la piel.

De allí se desprende la utilidad de combinar melatonina con la CoQ10 en la aplicación tópica en la piel con efecto protector celular frente al estrés oxidativo. La aplicación tópica del compuesto anteriormente mencionado impide el deterioro de la función celular como consecuencia del daño mitocondrial causado por radicales libres.

En otro orden de ideas, para la aplicación de la técnica Hidratación en tercera dimensión, también se utiliza el ácido fólico, conocido como vitamina B9, folato o folacina. Es una vitamina hidrosoluble, que además es considerada un derivado pterínico. La principal función del ácido fólico es actuar como coenzima en el transporte intermediario de fragmentos simples de carbono, además de participar en la síntesis de bases nitrogenadas (guanina, adenina, pirimidina, timina) esenciales en la división celular. (Scott, Weir, 1998).

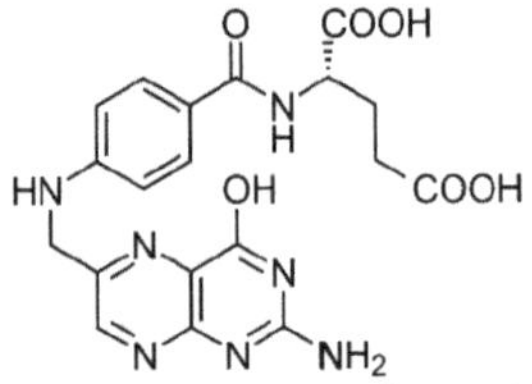

Figura 16. Vitamina B9 - Ácido Fólico
Fuente: Conmons en wikimedia.org

El ácido tetrahidrofolico provoca la renovación celular de la piel a través de la síntesis del ADN en las células epidérmicas a nivel del estrato basal, a partir de la timidina y purina, necesarias para la síntesis de ADN y ARN durante la fase S del ciclo celular, y, por lo tanto, para la división celular. (Peng, Dong y Wang, 2016). De modo que la vitamina B9 actúa en la piel jugando un papel importante en la síntesis, reparación y metilación del ADN en queratinocitos induciendo a una renovación celular; mejorando la función endotelial de los vasos de la dermis; y previniendo el cáncer de piel, esto, a través del aporte del grupo metilo al ADN, que puede silenciar genes para la expresión de dicho cáncer. (Ramírez, 2013).

Adicionalmente, Fournier et al (2015), mencionan que el ácido fólico aumenta los niveles de óxido nítrico optimizando la función endotelial de vasos de la piel que se encuentran en la dermis. Esta labor la lleva a cabo reduciendo los niveles endógenos de homocisteína, y conservando los niveles de tetrahidrobiopterina como cofactor en la síntesis de óxido nítrico.

Por otra parte, para la técnica también debe usarse la vitamina C liposomada, a fin de que pueda ser diluida en la solución salina al 0,9%. El término de vitamina C se emplea como nombre descriptivo genérico para todos los compuestos que manifiestan actividad biológica del ácido ascórbico.

El ácido ascórbico (AA) funciona como un cofactor de incomparables reacciones de hidrolización y amidación al transportar electrones a enzimas que suministran similares reductores. Un cofactor es un componente de tipo no proteico que complementa a una enzima, en otras palabras, necesita estar presente para que esta funcione correctamente.

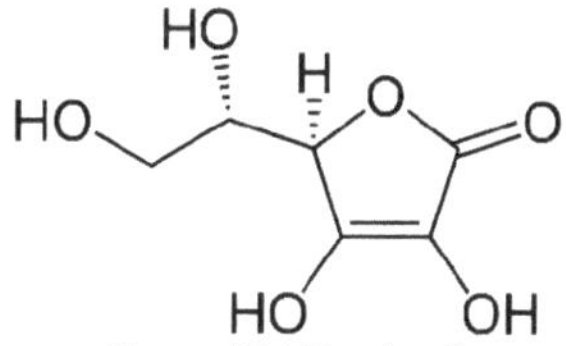

HO H O O HO HO OH

Figura 17. Vitamina C
Fuente: Yikrazuul en wikimedia.org

La vitamina C es un antioxidante y un cofactor esencial en varias reacciones biológicas, como la biosíntesis de colágeno, metabolismo de prostaglandinas, transporte de ácidos grasos. En la piel, actúa como antioxidante, como despigmentante y como inductor de colágeno en la dermis. Otra de las bondades del ácido ascórbico que contiene la vitamina C, es que en la epidermis actúa como despigmentante inhibiendo la tirosinasa, reduciendo así la formación de melanina y, como consecuencia, produciendo un aclaramiento de la piel.

Además, según Tuero (2000), la vitamina C actuando como antioxidante, protege el ambiente extracelular neutralizando el radical superóxido, hidroxilo y peroxinitrito y desempeña un papel importante en la regeneración de la vitamina E.

Asimismo, el ácido ascórbico es importante para el funcionamiento de las células, y esto es especialmente evidente en el tejido conectivo durante la formación de colágeno. Estudios han demostrado que aumenta el nivel de ARNm en el colágeno I y III. Dicho ácido es un cofactor para dos enzimas esenciales en la biosíntesis de colágeno. Las lisil y prolil hidroxilasas, enzimas férricas, catalizan la hidroxilación de los residuos de prolil y lisil en los polipéptidos de colágeno, y estas modificaciones postraduccionales admiten la formación y equilibrio de colágeno de triple hélice y su posterior secreción en el espacio extracelular como procolágeno.

El procolágeno se cambia luego en tropocolágeno, y en definitiva las fibras de colágeno se crean por un reordenamiento espacial espontáneo de las moléculas de tropocológeno. En consecuencia, la hidroxilación es una etapa crítica en la biosíntesis de colágeno, pues reglamenta la formación de la triple hélice, la excreción de procolágeno y la reticulación del tropocolágeno.

Adicional a lo ya expuesto, la vitamina C, como cofactor, previene la oxidación del hierro, protegiendo las enzimas de la auto-inactivación. De esta forma, promueve la síntesis de una red de colágeno madura y normal mediante del mantenimiento perfecto de la actividad de las enzimas lisil y propil hidroxilasas. Además de actuar como un cofactor importante para las enzimas ya mencionadas, se ha confirmado que la vitamina C también regula la síntesis de colágeno tipo I y III por los fibroblastos dérmicos humanos. (Manela et al, 2003).

Según Valdés (2006), se ha demostrado que, a pesar de que la capacidad proliferativa y la síntesis de colágeno dependen de la edad, el ácido ascórbico puede estimular la proliferación celular, así como la síntesis de colágeno por los fibroblastos dérmicos, independientemente de la edad que tenga la persona. Investigaciones prueban que el ácido ascórbico pudo predominar la capacidad proliferativa reducida de los fibroblastos dérmicos en personas de edad avanzada, entre los 78 y 93 años, así como, aumentar la síntesis de colágeno a niveles similares a los de las células de recién nacido, entre tres y ocho días de vida.

Los resultados de este estudio muestran que los niveles iniciales reducidos de síntesis de colágeno en células viejas no se deben a niveles reducidos de ARNm de colágeno I y III, sino a eventos reguladores postraduccionales. Por tanto, puesto que el ácido ascórbico puede superar la disminución de la proliferación de fibroblastos dérmicos en la piel envejecida e inducir la síntesis de colágeno de tipo I y III, resulta provechoso en diferentes procesos de estimulación.

El ácido ascórbico estimula específicamente la síntesis de colágeno al regular los niveles de ARNm para tres cadenas pro-alfa diferente, codificado por genes que se encuentran en tres cromosomas distintos. Pro-alfa 1, en el cromosoma 17, pro-alfa en el cromosoma 7 y pro-alfa 3 en el cromosoma 2. Posiblemente, AA actúa directamente, estimulando la transcripción individual de genes o, de alguna manera, La estabilidad del ARNm individual. (Nusgens, Humbert, y Rougier, 2001).

Hidratación 3D: células y beneficios

Con la técnica de Hidratación en tercera dimensión, se puede dar soluciones a tipos de melasma post traumáticos, en esta sección se explicará por qué la primera capa de la piel, la epidermis, está compuesta por células propias de la piel como las células dendríticas, que envían información y la guardan, a esto se le conoce como comunicación celular, la cual se da de seis formas principales: neurotransmisión, dendrítica, electroquímica, endocrina, paracrina, hostacrina y autocrina.

Para entender por qué la técnica Hidratación en 3D ayuda a tratar el melasma post traumático, será importarte enfocarse en dos aspectos de la comunicación celular, una de tipo de neurotransmisión dendríticas y otra de tipo neurotransmisión endocrina.

Específicamente se hará referencia a la célula llamada melanocito y a una hormona llamada MSH (Melanotropina), pero antes, es necesario dejar claro que las células neurotrasmisores de tipo dendrítica son un tipo de comunicación celular informativa que guarda información neuro secreción endocrina, donde una neurona vierte una hormona a la circulación sanguínea para llegar a un órgano distante, esta comunicación celular es de tipo hormonal. Una hormona es una molécula transportadora de información que es secretada desde una célula viaja por medio del torrente sanguíneo, actuando en otra célula diana. (Frehmal, 2012)

Las células dianas son receptoras que reaccionan químicamente ante las células que llegan al destino indicado, promoviendo reacciones químicas como: síntesis de nuevas proteínas, activación de enzimas o apertura y cierre de ciertos canales iónicos en la membrana plasmática. Además, estas células analizan la acción hormonal.

Un ejemplo cotidiano que ayuda a entender la función de las hormonas es el de un novio que susurra frases hermosas al oído de su novia, cuando llegan esas señales a su cerebro ella se enrojece y su corazón late más rápido, así actúan las hormonas, son segregadas, luego viajan y llegan a su destino receptor para causar una reacción. Tomando en cuenta esto, y haciendo mención de la hormona MSH (melanotropina), puede decirse que ésta se segrega a través de la glándula hipófisis, su secreción es controlada por neurotrasmisores hipotalámicos como la dopamina y la serotonina. (Ariza, 2017).

Un ejemplo de dopamina es la hormona que hace al ser humano sentirse feliz; cuando hay tristeza o ansiedad la piel se mancha, ya que no mantiene el control de la MSH que es la hormona que activa al melanocito para producir melanina. Por su parte, la serotonina es la hormona que produce en las personas un estado de ánimo tranquilo y relajado, así que, cuando hay manifestaciones de estrés y se causan traumas a la piel por agresiones, esta hormona no tendrá el control hacia la MSH.

Por otro lado, en los seres humanos, las hormonas sexuales intervienen en la diferenciación de los queratinocitos, en el caso de los estrógenos, de manera positiva, y en el de la testosterona, de forma negativa. Se ha probado que las mujeres posmenopáusicas experimentan una disminución en sus niveles de estrógenos, disminuyendo la hidratación cutánea. En cambio, las mujeres en etapa de embarazo, quienes presentan una proporción de estrógenos y progesterona más elevada y un incremento de estrógenos que excede en los niveles de testosterona, comprueban una mayor hidratación cutánea. De modo que existe una relación entre los niveles de hormonas sexuales y la hidratación de la piel. (Wiechers, 2007).

Cabe acotar, que en la etapa del embarazo se tiende a manchar la piel debido a que el pico hormonal tanto de la progesterona y estrógenos, así como, la testosterona y la prolactina, entre otras, trabajan en conjunto para ayudar al desarrollo del bebé. (Telfer, 2019). Un desbalance hormonal, tiende a generar niveles altos, lo cual influirá en el bloqueo de la dopamina que es la que controla la hormona de la melanotropina (MSH), estimulante de la actividad del melanocito.

Al no haber control de la melanotropina, esta tendrá cancha abierta para hacer de la suya, esta es la razón por la que durante el embarazo se mancha la piel. Ocurre lo mismo en el caso del climaterio, el pico hormonal de estrógenos y progesteronas bajan drásticamente debido a que hay pocos folículos en los ovarios como lo menciona Telfer (2019).

Cabe indicar que también hay actividad melanocítica debido a que la melanotropina también se segregará y estimulará al melanocito debido a que los niveles bajos de estas hormonas ya mencionadas bloquearan a la serotonina, hormona que ayuda a la MSH no estar en actividad, así lo menciona Ariza (2017).

Entendido esto, se afirma que la generación de manchas en la piel se debe a un torrente de reacciones químicas producidas en el cuerpo; ante esta situación, la técnica de hidratación en tercera dimensión, ayudará a calmar las células de los melanocitos. Cuando hay hiperpigmentaciones en el rostro las células están golpeadas y estresadas, por ende, se deshidratan, pero la técnica causará un efecto rehidratante que atacará y mejorará el problema.

Algo que también puede ayudar es el uso de vitaminas que levantan el sistema inmune de la piel. Entre las células dendríticas de la piel se encuentran las células de Langerhans (CL), las cuales están presentes en la epidermis y cuya función es regular la respuesta inmune. Ella forma una red que se encarga de atrapar antígenos, procesarlos y transportarlos a los órganos linfoides secundarios; la información que trasmiten al tejido linfoide son sustancias químicas, como alérgenos de contacto; físicas, como la radiación ultravioleta;

o biológicas, como algunos productos virales, bacterianos, parasitarios y micóticos.

Cuando hay presencia de dermatitis atópica o psoriasis, enfermedades autoinmune, las células de Langerhans se debilitan e inflaman, enviando señales al sistema linfático de la dermis e información al ganglio de los antígenos que desencadenan la enfermedad; pero para que esto no suceda según lo menciona Ladys y Sandra (2002), los principios activos como estroncio y selenio en forma abundante, disminuyen la inflamación de la misma evitando que se envien señales a los linfocitos, dando como resultado una disminución de la inflamación cutánea, con mejoría de la enfermedad. (Ladys y Sandra, 2002).

Así pues, si los rayos ultra violeta inflaman las células de Langerhan que se encuentra en la primera capa de la piel, también lo harán tratamientos muy agresivos como el láser, la micropunción y los ácidos cosmiátricos, los cuales son de cadenas de carbonos muy corta, e ingresan por los poros de la piel que miden entre 0,3 nanometro y 0,9 nanometos, lastimando a las células dendríticas como las de Langehans y los melanocitos. Por lo tanto, no cabe duda de que la hidratación en la piel en tercera dimensión, cuenta con un sin números de beneficios que no solo estimulan las células internas del organismo, sino que causan efectos exteriores positivos.

Hidratación 3D: Usos, resultados y aval científico

Este procedimiento es de gran utilidad para la realización de tratamientos bioestimulantes, reafirmantes, y de ayuda para el levantamiento de las defensas de la piel, todo dependerá del tratamiento a realizar. Es una técnica no invasiva que se trabaja de acuerdo a la fisiología celular, de allí que ya haya empezado a ser aplicada por dermatólogos, cosmiatras, cosmetólogos y dermocosmiatras en ámbito estético, específicamente en tratamientos para la deshidratación, inflamación cutánea, acné y envejecimiento.

A continuación, se presentan algunas imágenes reales que revelan los resultados de la aplicación de la técnica:

Tabla No. 1
Aplicación de la técnica Hidratación 3D en diferentes tipos de afecciones cutáneas

Diagnóstico	Antes	Después	Sustancias y Vitaminas Utilizadas	Aparatología Utilizada
Líneas de expresión	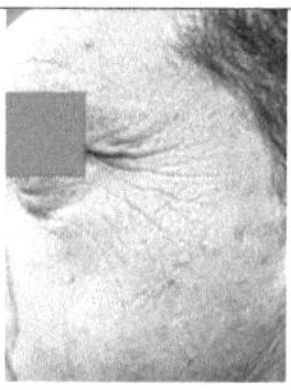	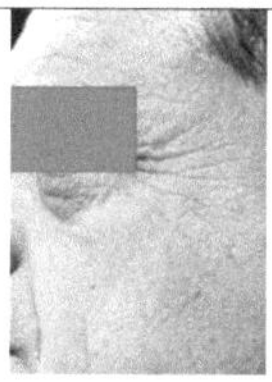	1 cc Colágeno 1cc Ácido Hialurónico 1cc Q enzima Q10 1cc Vitamina E 100 cc de solución salina al 0,9%	Corriente Galvánica polo positivo
Rosácea	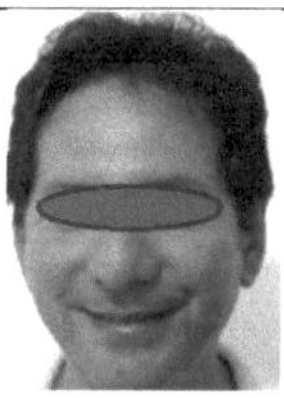	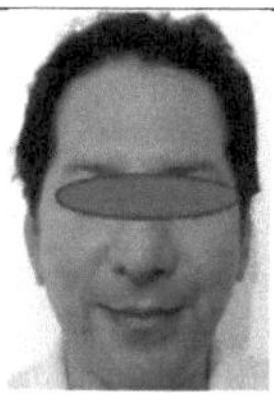	2 gr. Vitamina K 2 gotitas de té verde, (concentrado al 20% las 2 gotitas diluidas en el cloruro de sodio 100 cc al 0,9%) 1 cc de silicio orgánico	Paleta ultrasónica modo de penetración
Acné	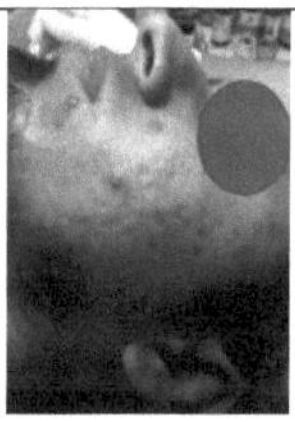	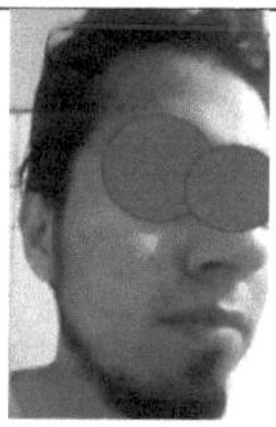	2 gotas de Tea de Tree oil 2 gotas de Té verde 1 cc de vitamina A diluida en 100 cc de cloruro de sodio al 0,9%	Alta frecuencia
Deshidratación severa	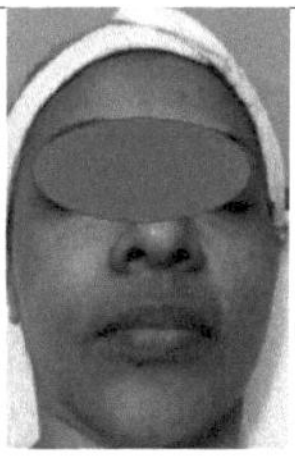	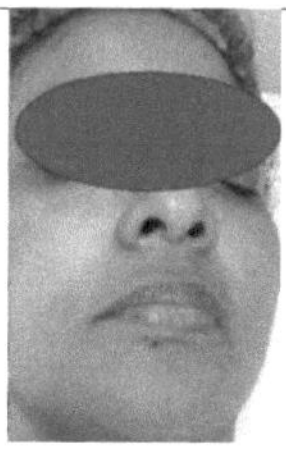	1cc Qenzima Q10 (producto liposomado) 1 cc de Vitamina C (producto liposomado) 1cc de ácido hialurónico (producto liposomado) Diluido en 100 cc de cloruro de sodio al 0,9%	Paleta ultrasónica modo de penetración

Melasma	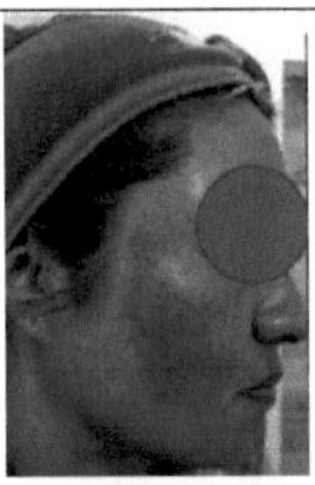	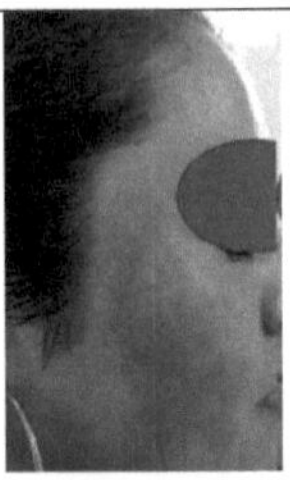	**5 semana seguidas** 1 cc de EDTA al 0,1% diluido en 100 cc de cloruro de sodio **5 semanas después** 1 cc de vitamina E 1 cc de vitamina A 1 cc de Q enzima Q10 1 cc de polipéptidos **2 semanas después** 2 cc de glutatión al 5% en 100 cc de solución salina al 0,9%	Paleta ultrasónica modo de penetración
Melasma post traumático	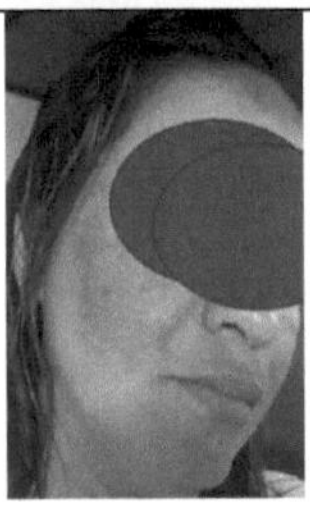	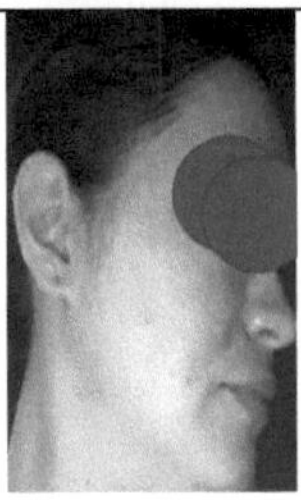	**5 semana seguidas** 1 cc de EDTA al 0,1% diluido en 100 cc de cloruro de sodio **5 semanas después** 1 cc de vitamina E 1 cc de vitamina A 1 cc de Q enzima Q10 1 cc de polipéptidos **8 semanas después** 2 cc de glutatión al 5% en 100 cc de solución salina al 0,9% **3 semanas después** 2cc de selenio en 100 cc de cloruro de sodio al 0,9% 3 semanas después 2cc de silicio orgánico en 100 cc de cloruro de sodio al 0,9%	Paleta ultrasónica modo de penetración
Melasma	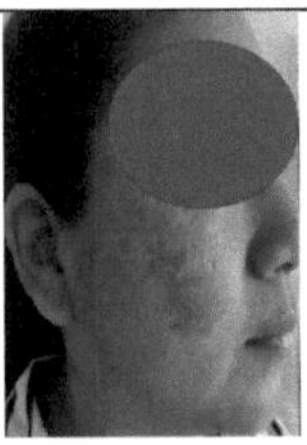	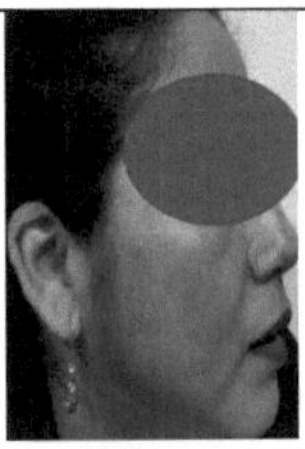	**30 sesiones de vitaminas** 1 cc de vitamina E 1 cc de vitamina A 1 cc de Q enzima Q10 1 cc de polipéptidos **8 semanas después** 2 cc de glutatión al 5% en 100 cc de solución salina al 0,9%	Electroporador opción penetración
Acné	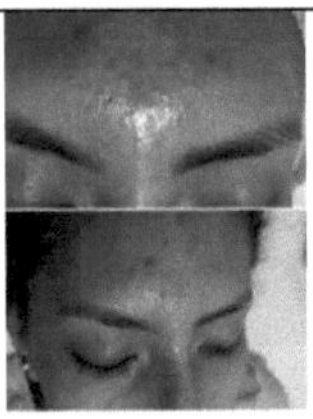	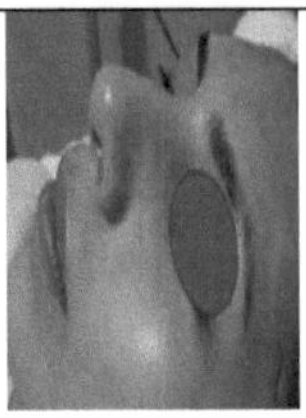	2 gotas de peróxido de benzoilo 2 gotas de Té verde 1 cc de vitamina E diluida en 100 de cloruro de sodio al 0,9%	Alta Frecuencia

Fuente: Elaboración propia con base en imágenes suministradas por las Dermocosmiatras Jaramillo R., Moncayo S., Castillo R., Intriago M., Lin V., Alvarez S., Sailema M.

Como puede verse en la Tabla No. 1, la técnica es aplicable tanto a hombres como a mujeres con diferentes tipos de afecciones cutáneas, observándose notables resultados en cada uno de los pacientes. Es importante indicar, que, dependiendo de la enfermedad dermatológica y el diagnóstico definitivo, variará el tiempo de efectividad, las sesiones de tratamiento, las sustancias aplicadas y las vitaminas requeridas. Además, no todos los pacientes reaccionan de la misma manera al tratamiento, y en cada caso particular el número de sesiones de tratamiento será diferente; incluso pueden existir casos en los que, en vez de observar una mejoría de la afección, el paciente tenga una reacción adversa.

En otro orden de ideas, con respecto a la aplicación de la técnica Hidratación 3D, médicos y dermocosmiatras han dado su aval científico para su utilización. Por ejemplo, la Doctora Sofía Rodríguez con Registro No. 1379, graduada en la Universidad estatal de Guayaquil, Facultad de Ciencias Químicas, menciona, entre otras cosas que considera válidas las evidencias clínicas presentadas sobre el valor estético y terapéutico en una amplia gama de enfermedades de la piel y estética facial, y explica que se ha comprobado que la técnica denominada Hidratación Profunda en 3D, ha resuelto muchas patologías como acné, rosáceas, deshidratación cutánea y melasmas; debido a su alto poder de hidratación y sanación, llegando hasta la capa más profunda de la piel por el uso de la solución salina. Concluye diciendo que da fe de los resultados de la técnica, por lo tanto, ofrece todo el respaldo y aval a la mencionada técnica sustentada y probada, por la Dtra. Aida Magdalena Intriago Mero, creadora de la misma.

CONCLUSIONES

Una vez presentada la técnica novedosa de Hidratación en tercera dimensión, se concluye lo siguiente:

1. A partir de la edad de 25 años, la piel empieza a perder nutrientes, oligos elementos, colágeno, elastina y ácido hialurónico; sin embargo, muchas personas se ven imposibilitadas a recuperar a través de la piel está perdida de sustancias. Es por ello que la piel debe ser ayudada con técnicas de hidratación efectivas que permitan el ingreso de los nutrientes por medio de la conductividad.
2. La tridimensionalidad de la piel significa su altura, ancho y profundidad.
3. La novedosa técnica Hidratación Profunda de la piel en tercera dimensión, consiste en el uso de la solución salina (NaCl-Cloruro de sodio) al 0,9%. Científicamente se ha comprobado que la sal se encarga de mantener el equilibrio de los líquidos del cuerpo, y tanto el cloruro como el sodio, evitan la pérdida inmoderada de líquidos y sales. De modo que el sodio, dentro de sus propiedades primordiales, permite mantener los diferenciales de las cargas por medio de cada membrana celular.
4. La técnica de Hidratación en tercera dimensión requiere del uso de vitaminas y nutrientes para hacer más efectivo los resultados, entre las que se encuentran la vitamina E, la vitamina B9, la vitamina C y la Coenzima Q10.
5. Existe mucha aparatología estética a base de la electricidad, pero la que se utiliza para aplicar la técnica de Hidratación Profunda 3D, es la del ultrasonido o peeling ultrasónico y las corrientes galvánicas.
6. Este procedimiento sirve para hacer tratamientos bioestimulantes, reafirmantes, y de ayuda para levantar las defensas de la piel, todo dependerá del tratamiento a realizar. Es una técnica no invasiva que se trabaja de acuerdo a la fisiología celular.

7. La hidratación de la piel es fundamental para mantener su buen estado de salud y funcionamiento metabólico, a fin de evitar enfermedades cutáneas y sistémicas con implicación en pieles que tienden a la xerosis.

8. La técnica Hidratación 3D, tiene como propósito mejorar la calidad de piel, haciéndola resistente, flexible, luminosa, suave, lisa y de aspecto agradable

REFERENCIAS BIBLIOGRÁFICAS

Aguilera, M., Sánchez, C., Herrera, E. (2012). Changes in photoinduced cutaneous erythema with topical application of a combination of vitamins C and E before and after UV exposure. J Dermatol Sci. 66(3);216-220

Alcalde María Teresa (2009) Glosario de cosmética hidratante. Vol. 28 Núm 2. Febrero 2009

Ariza P. R. (2017). Hormonas estimulantes de los melanocitos y producción de melanina.

Bellemère G, Von Stetten O, Oddos T. (2008). Retinoic acid increases aquaporin 3 expression in normal human skin. J Invest Dermatol. 2008;128(3):542-8.

Bentinger, M. (2007). CoQ10 función en mitocondria. Mitochondrion. 7, S41-S50

Berneburg, M. (2005). Radiaciones UV y CoenzimaQ10. J Invest Dermatol 125:213-220

Brewster B. (2008). Aquaporins: stimulation by vitamins, steroids and sugar alcohols. Cosm&Toil. 2008;123(11):24-8

Carbatecnia (2019). Conductividad del agua

Collazos Daniel E., Landinez M. A., Sanchez J. C. (2015). Conductividad en líquidos

Cuevas, M., Lozano, N. (2017). Actividad antioxidante y composición de ácidos grasos, tocoferoles y tocotrienoles. Tesis de Grado. Universidad Nacional mayor de San Marcos. Colombia

De Groot BL, Engel A, Gubmuller H. (2001). A refined structure of human aquaporin-1. FEBS Letters 2001; 504: 206-211

De Groot BL, Grubmuller H. (2001). Water permeation across biological membranes: mechanism and dynamic of aquaporin-1 and GlpF. Science 2001; 294: 2353-2357.

Diccionario de Cáncer (2000).

Dumas M, Sadick N, Noblesse E, Juan M, Lachmann-Weber N, Boury-Jamot M et al. (2007). Hydrating skin by stimulating biosynthesis of aquaporins. J Drugs Dermatol 2007; 6: 20-4.

Encyclopedia Health (2019). Temperatura Corporal

Escames, R., Acuña, D., López, L. (2013). Composición de melatonina o sus derivados con coenzima Q10 y su uso contra el envejecimiento de la piel.

Fábregas Anna y Del Pozo Alfonso (2006). Unidad de Tecnología Farmacéutica. Facultad de Farmacia. Universidad de Barcelona. OFFARM. Vol 25 Núm 6 junio 2006

Fournier, P., Fourcade, J., Roncalli, J., Salvayre, R., Galinier, M., Caussé, E. (2015) Homocysteine. Clin Lab. 61(9):1137-45

Frehmal (2012). Las hormonas son mensajeros de largo recorrido. Libro de biología

Fu D, Libson A, Miercke LJ, et al. (2000). Structure of a glycerol-conducting channel and the basis for its selectivity. Science 2000; 290: 481- 486.

Galina, M. (2020). "Estres oxidativo y antioxidantes." Avances en Investigación. 22(1); p.47.

Hara-Chikuma M, Verkman A. (2008). Roles of Aquaporin-3 in the Epidermis. J Invest Dermatol 2008; 128: 2145-51

Hermosa Sánchez María Luisa de Ibargüe (2011) Hidratación. Curso Atención Farmacéutica en Dermatología. Módulo I. El Farmacéutico N.º 450, 15 marzo 2011

https://www.cancer.gov/espanol/publicaciones/diccionario

Jung JS, Preston GM, Smith BL, Guggino WB, Agre P. (1994). Molecular structure of the water channel through aquaporin CHIP: the hourglass model. J Biol Chem 1994; 269: 14648- 14654.

Kong Y, Ma J. (2001). Dynamic mechanisms of the membrane water channel aquaporin-1 (AQP1). Proc Natl Acad Sci USA 2001; 98: 14345-14349.

Kozono D, Yasiu M, King LS, Agre P. (2002). Aquaporin water channels: atomic structure and molecular dynamics meet clinical medicine. J Clin Invest 2002; 109: 1395-1399.

Ladys S., Sandra P. (2015). La célula de Langerhans Biología. Conceptos básicos. Universidad nacional del litoral.

Leal, R. Fachín, L. Aular, F. Gómez, M. Bosnjak (2013) Aplicaciones prácticas de la acuaporina-3 en la hidrodinamia cutánea. Med Cutan Iber Lat Am 2013;41(3):111-117

Llorenç Pons (s/f) Mataloproteinasas y matriz extracelular dérmica.

López, L. (2012). Funciones de la Ubiquinona en la célula. Plos One doi:10.1371/journal.pone.0011897

Lynde CW.Moisturizers (2001). What They Are And How They Work. Skin Therapy. 2001; 6: 3-5.

Magliano, J. (2014). Antioxidantes de uso tópico en Dermatología. Tendencias en Medicina. 22(44):91-96

Manela Azulay M, Lima Filgueira A, Mandarim de Lacerda CA, Cuzzi T, De Andrade Perez M. Vitamina C. Vol. 78, Anais Brasileiros de Dermatologia. 2003. p. 265–72.

Medline Plus (2019) Turgencia Cutánea.

Méndez Angeles (2010) Eletrólise.

Miquel (2020) Los ciclos circadianos, decisivos para la regeneración de la piel.

Moreno Virginia (2017). Que es la Diatermia.

Muñoz M. José (2008). Hidratación cutánea. Ambito Farmacéutico Dermofarmacia. OFFARM. Vol. 27 Núm 11 diciembre 2008

Murata K, Mitsuoka K, Hirai T, et al. (2000). Structural determinants of water permeation through aquaporin-1. Nature 2000; 407: 599-605.

Nusgens BV, Humbert P, Rougier A, Colige AC, Haftek M et al (2001). Topically applied Vitamin C > página 43 > Elastosis Cutánea enhances the mRNA level of collagens I and III; their processing enzymes and tissue inhibitor matrix metalloproteinase 1 in the human dermis. J Invest Dermatol 2001;116:853-9.

Peng, Y., Dong, B., Wang, Z. (2016). Serum folate concentrations and all-cause. A cohorte study based on 1999-2010. In J Cardiol. 2019:136-4.

Pescador María Isabel. (2012). La Piel. Redacción Onmeda.

Pons L, Parra JL. (1995). Ciencia Cosmética. Madrid: Consejo General de Colegios Oficiales de Farmacéuticos; 1995.

Ramírez, A. (2013). Terapias dirigidas en cáncer de piel, una larga historia para contar. Rev Asoc Colomb Dermatol. 21:1.

Real Academia Española (2019). Diccionario RAE

Reiriz Palacios, Julia (S/F). Tejidos. Membranas. Piel. Derivados de la piel. Infermera Virtual. Barcelona

Sánchez Hernández Manuel. (2019). Beneficios del agua de mar y cómo beberla correctamente.

Sánchez Julio César (2003). Acuaporinas: proteínas mediadoras del transporte de agua. Colombia Médica Vol. 34 Nº 4, 2003 220. Corporación Editora Médica del Valle

Schrader A, Siefken W, Kueper T, Brei - tenbach U, Gatermann C, Sperling G et al. (2012). Effects of Glyceryl Glucoside on AQP3 Expression, Barrier

Function and Hydration of Human Skin. Skin Pharmacol Physiol 2012; 25:192-9.

Scott, J., Weir, D. (1998) Folic acid, homocysteine and one-carbon metabolism: a review of the essential biochemistry. Dermatology.5 (4):223-7.

Song X, Xu A, Pan W, Wallin B, Kivlin R, Lu S, et al. (2008). Nicotinamide attenuates aquaporin 3 overexpression induced by retinoic acid through inhibition of EGFR/ERK in cultured human skin keratinocytes. Int J Mol Med. 2008;22(2):229-36.

Tajkhorshid E, Nollert P, Jensen MO, et al. (2002). Control of the selectivity of the aquaporin water channel family by global orientational tuning. Science 2002; 296: 525-530.

Tavera Zafra Mariela (2005). ¿Qué hay de nuevo en hidratación cutánea? Dermatol Pediatr Lat 2005; 3(3): 256-260.

Tuero Beatriz Basabe (2000). Funciones de la vitamina C en el metabolismo del colágeno. Revista Cubana Aliment Nutr 20'000;14(1):46-54. Instituto de Nutrición e Higiene de los Alimentos.

Valderrama (2016). Por qué vías pierde agua nuestro organismo y que beneficios tiene.

Valdés Fernando (2006). Vitamina C. Actas Dermosifiliogr. 2006;97(9):557-68. Unidad de Dermatología. Hospital da Costa. Burela. Lugo. España

Vanos CH, Deen PM, Dempster JA. (1994). Aquaporins: water selective channels in biological membranes. Biochim Biophys Acta 1994; 1197: 291-309.

Waltz T, Smith BL, Zeidel ML, Engel A, Agre P. (1994) Biologically active two-dimensional crystals of aquaporin CHIP. J Biol Chem 1994; 269: 1583-1586.

Wiechers JW, Rawlings AW, Hansen WG. (2007). Evidence for the existence of a body-brain connection for skin moisturization. IFSCC Magazine. 2007;10(3):209-14.

Zeidel ML, Nielsen S, Smith BL, Ambudkar SV, Maunsbach AB, Agre P. (1994). Ultrastructure, pharmacologic inhibition and transport selectivity of aquaporin CHIP in proteoliposomes. Biochem 1994; 33: 1606-1615.

Zhang R, Van Hoek AN, Biwersi J, Vrkman AS. (1993). A point mutation at cysteine 189 blocks the water permeability of rat kidney water channel CHIP28. Biochem 1993; 32: 2938- 2941.

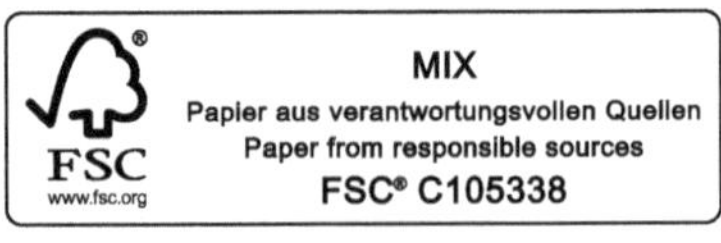

Printed by Books on Demand GmbH, Norderstedt / Germany